BEI GRIN MACHT SICH IHR WISSEN BEZAHLT

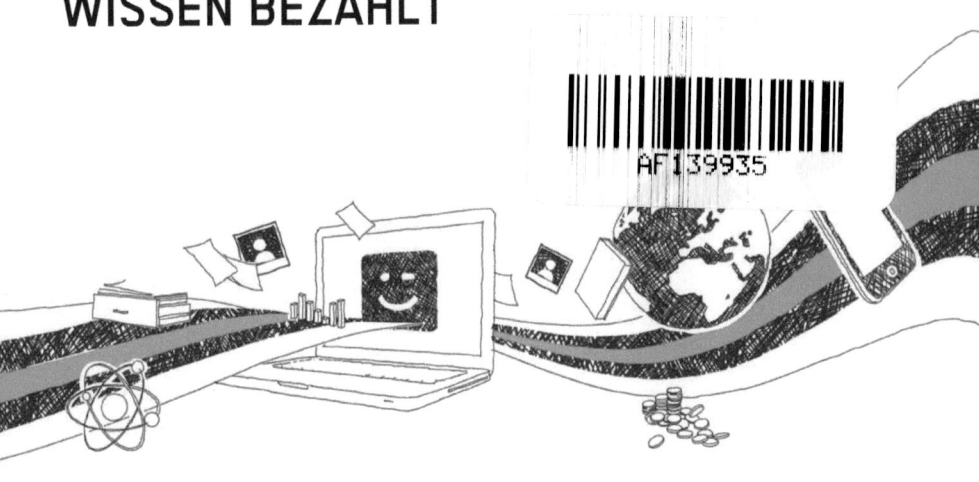

- Wir veröffentlichen Ihre Hausarbeit,
  Bachelor- und Masterarbeit

- Ihr eigenes eBook und Buch -
  weltweit in allen wichtigen Shops

- Verdienen Sie an jedem Verkauf

Jetzt bei www.GRIN.com hochladen
und kostenlos publizieren

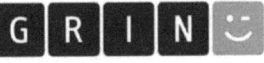

Bibliografische Information der Deutschen Nationalbibliothek:

Die Deutsche Bibliothek verzeichnet diese Publikation in der Deutschen National-
bibliografie; detaillierte bibliografische Daten sind im Internet über http://dnb.d-
nb.de/ abrufbar.

Impressum:

Copyright © 2018 GRIN Verlag
Druck und Bindung: Books on Demand GmbH, Norderstedt Germany
ISBN: 9783668930469

Dieses Buch bei GRIN:

https://www.grin.com/document/464247

Paulina Eing

Cannabis in der Medizin. Aktuelle Rechtslage und Erstattungsfähigkeit

GRIN Verlag

GRIN - Your knowledge has value

Der GRIN Verlag publiziert seit 1998 wissenschaftliche Arbeiten von Studenten, Hochschullehrern und anderen Akademikern als eBook und gedrucktes Buch. Die Verlagswebsite www.grin.com ist die ideale Plattform zur Veröffentlichung von Hausarbeiten, Abschlussarbeiten, wissenschaftlichen Aufsätzen, Dissertationen und Fachbüchern.

Besuchen Sie uns im Internet:

http://www.grin.com/

http://www.facebook.com/grincom

http://www.twitter.com/grin_com

Hochschule Fresenius

Fachbereich Wirtschaft & Medien

Studiengang: Management und Ökonomie im

Gesundheitswesen

Hausarbeit

Cannabis in der Medizin – aktuelle Rechtslage und Erstattungsfähigkeit in Deutschland

Paulina Eing

Abgabedatum: 23.07.2018

I Inhaltsverzeichnis

II Abkürzungsverzeichnis

ADHS	Aufmerksamkeits-Defizit-Hyperaktivitäts-Störung
BfArM	Bundesinstitut für Arzneimittel und Medizinprodukte
BtMG	Betäubungsmittelgesetz
Cannabis sativa L.	Cannabis sativa Linné
CBD	Cannabidiol
GKV	Gesetzliche Krankenversicherung
HIV	Humane Immundefizienz-Virus
LSD	Lysergsäurediethylamid
MDK	Medizinischer Dienst der Krankenkassen
MS	Multiple Sklerose
SAPV	Spezialisierte Ambulante Palliative Versorgung
SGB V	Sozialgesetzbuch fünf
THC	Delta-9-Tetrahydrocannabinol
TK	Techniker Krankenkasse

III Abbildungsverzeichnis

1 Einleitung

„Bundestag erlaubt Kiffen auf Rezept"[1], so lautet die Überschrift der Bild am 19.01.2017. Es geht hierbei nicht um den Freizeitkonsum der Droge Cannabis, sondern vielmehr um eine bedeutende Weiterentwicklung in der Medizin. Der Bundestag hatte einstimmig entschieden und beschloss somit das „Gesetz zur Änderung betäubungsmittelrechtlicher und anderer Vorschriften", welches im Volksmund „Cannabisgesetz" genannt wird. Von nun an war es Ärzten erlaubt, Cannabis schwerkranken Menschen als Arzneimittel zu verschreiben.[2] Mit diesem Gesetz ist ein großer Schritt in der Medizin getan worden, welcher neue Versorgungsmöglichkeiten für schwerkranke Patienten bietet. Frank Tempel, Drogenexperte der Linken, meinte nach Beschluss des Gesetzes, dass dieses „wenig Spielraum zum Meckern"[3] ließe. Etwa ein Jahr später steht Deutschland jedoch vor einem kleinen Dilemma. Die Apotheken schlagen sich mit Versorgungsengpässen rum, viele Ärzte wollen Cannabis auf Grund der nicht vorhandenen Fachinformationen und dem zu hohen bürokratischen Aufwand nicht verschreiben. Die Kostenträger können weiterhin nicht einschätzen, wie hoch sich die Kosten für die Erstattungen von cannabisbasierten Arzneimitteln in den nächsten Jahren belaufen werden.[4] Da medizinisches Cannabis ein so komplexes und großes Thema ist, können in dieser Arbeit nicht alle Aspekte angesprochen werden. Die Arbeit beschäftigt sich mit der allgemeinen Erklärung des medizinischen Cannabis, der veränderten aktuellen rechtlichen Situation und der jetzt möglichen Erstattungsfähigkeit der cannabisbasierten Arzneimittel.

Dazu wird zu Anfang der Arbeit die Pflanze Cannabis im Allgemeinen beschrieben, um anschließend auf die medizinische Verwendung dieser eingehen zu können. Es wird ein Einblick in die Geschichte der Verwendung von Cannabis in der Medizin gegeben, die möglichen Anwendungsgebiete werden erläutert und schließlich die verfügbaren Arzneimittel, welche auf Cannabis basieren, aufgezeigt. Im darauf Folgenden Kapitel beschäftigt sich die Arbeit mit der rechtlichen Situation in Deutschland. Es wird vorab erklärt, wie es zu einem Cannabisverbot in Deutschland kam. Im nächsten Abschnitt wird das neue Gesetz erläutert und ein Einblick zu den einzelnen Änderungen der Gesetzestexte gegeben. Anschließend wird die Erstattungsfähigkeit des medizinischen Cannabis vor und nach der Gesetzesänderung dargestellt. Da diese Arbeit ca. ein Jahr nach in Kraft treten des Cannabisgesetzes geschrieben wird, werden erste Kennzahlen am Ende genannt.

---

[1] Bild [2017], o. S.
[2] Vgl. Deutscher Bundestag [2017a], S. 36.
[3] Süddeutsche Zeitung [2017], o. S.
[4] Vgl. Riedewald [2018], o. S.

Lediglich aus Gründen der Vereinfachung wurde in dieser Arbeit die männliche Form gewählt. Die weibliche Form ist der männlichen Form gleichgestellt.

2 Theoretischer Teil

Dieses Kapitel dient zur allgemeinen Erklärung und Erläuterung der Pflanze Cannabis und ihrer Funktion in der Medizin. Es werden außerdem der geschichtliche Hintergrund, die aktuelle Verwendung der Pflanze sowie derzeit vorhandene Arzneimittel aufgelistet, welche Cannabinoide enthalten oder auf Cannabis basieren.

2.1 Die Pflanze Cannabis

Hanf, welcher den wissenschaftlichen Namen Cannabis sativa Linné (Cannabis sativa L.) trägt, gehört der Familie der Cannabaceae an.[5] Umgangssprachlich wird diese Familie auch als Familie der Hanfgewächse bezeichnet.[6] Eine weitere Gattung der Hanfgewächse, welche in Deutschland ebenfalls sehr bekannt ist, ist der Hopfen, lateinisch Humulus.[7] Es wird angenommen, dass Cannabis sativa L., auch „echter Hanf" genannt, der einzige Typus dieser Gattung ist und somit monotypisch ist.[8] Auch The Plant List, eine international verbindliche und gültige Liste, die sich auf Artennamen bezieht, benennt Cannabis sativa L. als „akzeptiert".[9] Alle weiteren Arten werden nur als Synonyme dieser bezeichnet. Es werden jedoch häufig insgesamt drei Typen unterschieden. Neben der schon zuvor erwähnten Art zusätzlich noch Cannabis ruderalis und Cannabis indica.[10] Cannabis sativa L. ist im Gegensatz zu Cannabis indica größer und unterscheidet sich zudem durch die Form ihrer Blätter, des Stammes, der Sexualorgane und auch der Zeit, bis die Pflanze reif ist und wie lange sie blüht. Vergleicht man dagegen Cannabis ruderalis mit den beiden zuvor genannten Arten unterscheiden diese sich allein durch ihre Herkunft stark. Cannabis ruderalis stammt ursprünglich aus kälteren Regionen, wie zum Beispiel Russland. Es handelt sich hierbei um eine wildwachsende Art, die im Gegensatz zu den anderen beiden Arten nicht auf starke Beleuchtung in der Wachstumsphase angewiesen ist. Durch diese Eigenschaft ist es außerdem möglich, dass sie die Bildung von Blüten eigenständig induzieren kann.[11] Die Taxonomie der einzelnen Cannabis Arten ist jedoch sehr kompliziert, da sie auf Grund ihrer unterschiedlichen Eigenschaften sehr häufig von Züchtern gekreuzt werden, damit optimale Bedingungen erreicht werden können.[12] Cannabis ist außerdem diözisch, das bedeutet, dass männliche und weibliche Blüten an unterschiedlichen Pflanzen produziert werden.[13]

---

[5] Vgl. Cremer-Schaeffer [2017], S. 17.
[6] Vgl. Grothenhermen/ Häußermann [2017], S. 8.
[7] Vgl. Grothenhermen/ Reckendrees [2017], S. 13
[8] Vgl. Grothenhermen/ Häußermann [2017], S. 8.
[9] Vgl. The Plant List [o. J.], o. S.
[10] Vgl. Grothenhermen/ Häußermann [2017], S. 8.
[11] Vgl. Häußermann/ Grotenhermen/ Milz [2018], S. 12.
[12] Vgl. ebd.
[13] Vgl. Backes [2016], S. 25.

Es wurden bisher mehr als 400 verschiedene Inhaltsstoffe in der Cannabispflanze entdeckt.[14] Jeder Stoff hat eine eigene Eigenschaft und ist somit z.B. für den Geruch, den Geschmack, die Farbe oder die berauschende Wirkung zuständig.[15] Terpene sind beispielsweise für den Geruch und den Geschmack verantwortlich. Eine der größten Inhaltsstoffgruppen bildet die der Cannabinoide. Es werden bisher zwischen 66[16] und 85[17] verschieden Cannabinoide unterschieden. Für die Gewinnung von Cannabinoiden werden ausschließlich die weiblichen Blüten verwendet, da die Konzentration von Cannabinoiden in diesen höher ist.[18] Zwei Cannabinoide sollen besonders hervorgehoben werden. Zum einen das Delta-9-Tetrahydrocannabinol (THC) und zum anderen das Cannabidiol (CBD).[19] THC löst im menschlichen Körper eine berauschende Wirkung aus, wohingegen CBD eine beruhigende Wirkung mit sich bringt.[20]

2.2 Medizinisches Cannabis

Das medizinische Cannabis ist eine Mischung aus den zuvor genannten Arten. Man nennt diese Pflanzen Hybride. Es kommt beim medizinischen Cannabis nicht auf die taxonomische Zuordnung, sondern auf die genaue chemische Zusammensetzung jeder einzelnen Sorte bzw. Pflanze an. Die chemische Zusammensetzung wird anhand des Fingerabdrucks der Pflanze bestimmt, bei dem der Anteil der Cannabinoide und Terpene bestimmt wird.[21] Bei der medizinischen Verwendung von Cannabis ist es sehr wichtig, bestimmte Gehalte an THC und CBD zu haben, damit die Blüten bei entsprechenden Indikationen eingesetzt werden können. Nicht zu unterschätzen sind die betriebswirtschaftlichen Aspekte, die bei dem Anbau, der Aufzucht bis hin zur Ernte der Pflanze eine große Rolle spielen.[22] Im Allgemeinen ist die genaue Zusammensetzung der Pflanze für den medizinischen Gebrauch am wichtigsten, da sich der Arzt und auch der Patient auf die Angaben der Cannabinoidgehalte verlassen, damit ein optimales Therapieziel erreicht werden kann.[23]

2.2.1 Geschichte der medizinischen Verwendung von Cannabis

Der chinesische Urkaiser Shén-nung erwähnte Cannabis bereits 2700 v. Chr. in seinem Buch „Shennong ben cao jing", eines der ältesten Arzneibücher der Menschheit.[24] In diesem schrieb er, dass Cannabis ein Appetitanreger ist und zudem eine tonisierende und jung erhaltende Wirkung mit sich bringt. In 30 verschiedenen Zitaten des

---

[14] Vgl. Cremer-Schaeffer [2017], S. 17.
[15] Vgl. Grotenhermen/ Häußermann [2017], S. 9.
[16] Vgl. Grotenhermen/ Reckendrees [2017], S. 13.
[17] Vgl. Cremer-Schaeffer [2017], S. 18.
[18] Vgl. Grotenhermen/ Häußermann [2017], S. 9.
[19] Vgl. Grotenhermen/ Reckendrees [2017], S. 13.
[20] Vgl. Cremer-Schaeffer [2017], S. 18.
[21] Vgl. Grotenhermen/ Häußermann [2017], S. 9.
[22] Vgl. Häußermann/ Grotenhermen/ Milz [2018], S. 13.
[23] Vgl. Grotenhermen/ Häußermann [2017], S. 20.
[24] Vgl. Russo [2014], S. 23.

altorientalischen Kulturvolkes, der Sumerer, von 1800 v. Chr. wird beschrieben, dass Cannabis gegen Leiden wie Kummer, Epilepsie, Nervenschmerzen und auch gegen Läuse verabreicht wurde.[25] Die Heilpflanze verbreitete sich über mehrere Jahre hinweg von West- und Südasien nach Europa und schließlich im 16. Jahrhundert nach Amerika. Die medizinischen Möglichkeiten der Pflanze waren zwar bekannt, sie wurde jedoch größtenteils zur Herstellung von Textilien verwendet.[26]

Nachdem Cannabis jedoch keine größere Anerkennung für sich gewinnen konnte, wurde die Pflanze Mitte des 19. Jahrhunderts wiederentdeckt. William O'Shaughnessy, irischer Arzt, führte Cannabis wieder in der westlichen Medizin ein.[27] Zusammen mit Aubert-Roche sammelte er Erfahrungen in Asien und Afrika über die therapeutische Wirksamkeit von Cannabis. Im Jahr 1851 wurde Cannabis in einer Reihe von amerikanischen Arzneibüchern als Heilmittel für Krankheiten wie Rheuma, Regelschmerzen, Nervenschmerzen, Depressionen und Anfallsleiden empfohlen.[28] Nachdem Cannabis auch Deutschland erreicht hatte und eine erste Doktorarbeit über die medizinische Anwendbarkeit verfasst worden ist, breitete sich die Verwendung der Pflanze im medizinischen Bereich aus. Aber auch die Verwendbarkeit als Droge wurde schnell bekannt und verbreitete sich, sodass 1872 der indische Hanf unter die Apothekenpflicht gestellt wurde.[29] Gegen Ende des 19. Jahrhunderts stellte Merck (Darmstadt) bereits verschiedene Cannabisprodukte her und war führender pharmazeutischer Hersteller von Präparaten auf Cannabinoid Basis.[30]

Im 20. Jahrhundert wurden viele Schmerzmittel wie z.B. Asperin erfunden und vermarktet. Medizinisches Cannabis verlor damit seinen Wert als Arzneimittel. Zudem wurde Cannabis vermehrt als Droge missbraucht, sodass der medizinische Einsatz allein aus diesem Grund immer weiter in den Hintergrund trat. Der Missbrauch als Droge führte dazu, dass 1925 Cannabis bei der zweiten Opiumkonferenz (mehr dazu in Kapitel 3.1) als Genussmittel verboten wurde. Die medizinische Verwendung von Cannabis war somit zwar weiterhin erlaubt, wurde jedoch nicht mehr häufig angewendet. Eine Reform des Opiumgesetzes, im Jahr 1972, schloss endgültig den Einsatz in der Medizin aus.[31]

Ab 1983 war es jedoch erlaubt, Nabinol[32] und Dronabinol[33] zu verschreiben. Diese beiden Substanzen befinden sich in Anlage III des Betäubungsmittelgesetzes (BtMG) und können somit mit einem speziellen Betäubungsmittelrezept verschrieben werde. Es

---

[25] Vgl. Russo [2014], S. 23.
[26] Vgl. Häußermann/ Grotenhermen/ Milz [2018], S. 1.
[27] Vgl. Beckes [2016], S. 19.
[28] Vgl. Häußermann/ Grotenhermen/ Milz [2018], S. 2.
[29] Vgl. ebd.
[30] Vgl. Grotenhermen/ Häußermann [2017], S. 2.
[31] Vgl. Cremer-Schaeffer [2017], S. 26.
[32] Synthetischer THC- Abkömmling.
[33] Internationaler Freiname für THC.

bestand zudem die Möglichkeit einer Ausnahmegenehmigung für die Nutzung Cannabis zu therapeutischen Zwecken zu erlangen, welche beim Bundesinstitut für Arzneimittel und Medizinprodukte (BfArM) beantragt werden musste.[34]

2.2.2 Aktuelle Anwendungsgebiete

Cannabis hat in der Medizin ein großes Potenzial. Es werden eine Vielzahl von möglichen Einsatzgebieten genannt. Jedoch ist nur die Minderheit der möglichen Anwendungsgebiete klinisch belegt.[35]

Die meisten Studien, mit der höchsten Gesamtzahl an Patienten, wurden zu chronisch neuropathische Schmerzen durchgeführt. Dabei nahmen insgesamt 2046 Patienten teil, die sich auf 35 Studien verteilten. Zu den Indikationen Übelkeit und Erbrechen bei Krebs-Chemotherapien wurden 33 Studien durchgeführt bei denen 1581 Patienten teilnahmen. Diese Studien wurden bereits in den 1970er und 1980er Jahren durchgeführt und bewiesen, dass THC Übelkeit und Erbrechen bei Chemotherapie-Patienten stark lindern konnte und somit zumindest genauso wirksam war wie die Vergleichstherapie. Die Krankheit Multiple Sklerose (MS) weist ebenfalls eine große Anzahl von klinischen Studien auf. Insgesamt sind 21 Studien mit einer Gesamtzahl von 3137 Patienten durchgeführt worden. Auf Grund der Vielfältigkeit der Begleiterkrankungen, die MS mit sich bringt, wurden vier verschiedene Indikationen in den klinischen Studien untersucht. 14 Studien mit insgesamt 1740 Patienten sind zu Spastiken bei MS durchgeführt worden. Tremor und Blasendysfunktion bei MS weisen jeweils zwei Studien auf. Cannabisbasierte Arzneimittel wurden auch beim Fortschreiten der Erkrankung, Entzündungen und der kognitiven Leistungsfähigkeit bei MS in insgesamt drei Studien untersucht.[36]

Es gibt eine weitere Reihe an Studien, die die Wirkung von Cannabis bei verschiedensten Krankheiten untersucht haben. Es wurden jedoch nur einzelne Studien mit meist geringen Patientenzahlen veröffentlicht. Darunter zählen z.B. die Indikationen Angst und posttraumatische Belastungsstörungen, intestinale Dysfunktion und Reizdarm, Morbus Parkinson, Morbus Chron und das Tourett-Syndrom. Die zuvor aufgezählten Studien fanden im Zeitraum von 1975 bis 2015 statt. Insgesamt sind rund 140 Studien, bei denen Cannabis als Medikament getestet wurde, bekannt.[37] Die dazu durchgeführten Studien belegen die Wirksamkeit von Cannabis als Arzneimittel. Es

---

[34] Vgl. Grotenhermen/ Reckendrees [2017], S. 23.
[35] Vgl. International Association for Cannabinoid Medicines [o. J.], o. S.
[36] Vgl. Grotenhermen/ Häußermann [2017], S.19.
[37] Vgl. ebd.

müssen zukünftig noch validere Studien durchgeführt werden, damit wissenschaftliche Sicherheit und Wirksamkeit bewiesen werden können.[38]

2.2.3 Verfügbare Arzneimittel mit Cannabinoiden

Neben der direkten Verwendung der Cannabisblüte, in Form von oraler Anwendung durch Teezubereitungen oder Inhalation, gibt es weitere Arzneimittel, die auf Cannabinoiden basieren.[39] Cannabisblüten und Cannabisextrakte zählen zusammen mit Dronabinol zu den Rezepturarzneimitteln.[40] Dronabinol ist der internationale Freiname für THC, welches teilsynthetisch hergestellt wird[41] und als verschreibungspflichtiges Betäubungsmittel in Anlage III des Betäubungsmittelgesetzes aufgeführt ist[42]. In Deutschland ist es als Rezepturarzneimittel in Form von Tropfen oder Kapseln verfügbar. Seit 1985 ist Dronabinol in den USA unter dem Namen Marinol® als Fertigarzneimittel zugelassen, in Deutschland jedoch nicht.[43]

Im Jahr 1983 wurde das erste cannabinoidhaltige Fertigarzneimittel, welches den Wirkstoff Nabilon[44] enthielt, in Deutschland unter dem Namen Cesametic® zugelassen. Da dieses Produkt, trotz Verschreibungsfähigkeit, nie vermarktet wurde ist es fünf Jahre später vom Markt verschwunden, da die Zulassung erlosch.[45] Fast 30 Jahre später, am 01.01.2017, brachte ein österreichisches Pharmaunternehmen Canemes® auf den Markt, ein Präparat mit dem Wirkstoff Nabilon.[46]

Bevor Canemes® im Jahr 2017 auf den Markt kam, erschien bereits 2011 ein anderes zugelassenes Fertigarzneimittel in Deutschland, namens Sativex®. Sativex® enthält den Arzneistoff Nabiximol, welcher eine Pflanzenextraktmischung aus den Blüten und Blättern ist. Er enthält standardisierte Gehalte an THC und CBD.[47] Bei diesem Fertigarzneimittel handelt es sich um ein Spray zur Anwendung in der Mundhöhle.[48]

Dronabinol und Canemes® sind Arzneimittel, welche auf dem Cannabinoid THC basieren und bei Krebs- und HIV-Patienten Anwendung finden. Sativex® hingegen, welches ebenfalls auf THC basiert und zusätzlich CBD enthält, findet vor allem bei MS-Patienten mit schweren Spastiken Anwendung.[49]

---

[38] Vgl. Cremer-Schaeffer [2017], S. 76.
[39] Vgl. Häußermann/ Grotenhermen/ Milz [2018], S. 31.
[40] Vgl. Leafly [o. J.], o. S.
[41] Vgl. Cremer-Schaeffer [2017], S. 73.
[42] Vgl. Bundesministerium der Justiz und für Verbraucherschutz [o. J.], o. S.
[43] Vgl. Cremer-Schaeffer [2017], S. 74.
[44] Vollsynthetisch hergestelltes THC.
[45] Vgl. Cremer-Schaeffer [2017], S. 74.
[46] Vgl. APO Orphan Pharmaceuticals AG [o. J.], o. S.
[47] Vgl. Cremer-Schaeffer [2017], S. 74.
[48] Vgl. Häußermann/ Grotenhermen/ Milz [2018], S. 45.
[49] Vgl. Grotenhermen/ Häußermann [2017], S. 38ff.

3 Rechtliche Situation in Deutschland

In diesem Kapitel wird sowohl die Geschichte erläutert, weshalb Cannabis verboten wurde, als auch die aktuelle rechtliche Situation in Deutschland nach der Gesetzesänderung im Jahr 2017. Dazu werden die einzelnen Gesetzestexte und deren Änderungen nach in Kraft treten des Gesetzes dargestellt.

3.1 Geschichtlicher Hintergrund des Cannabisverbotes

Bis Anfang des 20. Jahrhunderts galt die Drogenpolitik in Deutschland als sehr liberal. Jedoch nahm die Zahl der Opiumkonsumenten in einigen Ländern stetig zu, da die Pharmafirmen immer mehr Opiate für Soldaten anboten.[50] Die Anti-Opium-Bewegung forderte umfangreichere Regularien.[51] Somit rief die Opiumkommission, welche 1909 in Shanghai gegründet wurde, 1912 zur ersten internationalen Opiumkonferenz aus, welche in Den Haag stattfand. Ziel der Konferenz war es stärkere Kontrollen des Handels und der Produktion von Opium, Morphium und Kokain zu schaffen. Cannabis spielte bei dieser Konferenz noch keine Rolle. Das Deutsche Reich und viele weitere Staaten ratifizierten dieses Abkommen jedoch vorerst nicht. Mit Beginn des ersten Weltkrieges entstand ein Mangel an Opiaten, da verwundete Soldaten diese als Arzneimittel gegen die Schmerzen benötigten. Aus den Engpässen und einer drohenden ersten „Drogenwelle" im Deutschen Reich folgte 1917 erstmals eine Regulierung. Der Verkauf durfte nur noch in Apotheken erfolgen.[52] Mit Ende des ersten Weltkrieges und der Unterzeichnung des Versailler Vertrages war Deutschland gezwungen, das Abkommen der ersten Opiumkonferenz von 1912 binnen zwölf Monaten zu ratifizieren.[53]

Im Jahr 1925 fand schließlich die zweite internationale Opiumkonferenz in Genf statt. Das Deutsche Reich war zu dieser Zeit ein großer Exporteur von Morphium und Heroin und hatte dementsprechend kein Interesse an einer Regulierung des Betäubungsmittelverkehrs.[54] Das Problem der Abhängigkeit und des Missbrauchs wurde ignoriert. Cannabis wurde auch zu dieser Zeit vom Deutschen Reich noch nicht beachtet. Ägypten und Südafrika hingegen sahen Cannabis jedoch als großes Problem, sodass eine Abstimmung erfolgte. Das Ergebnis fiel für Ägypten und Südafrika positiv aus, denn es wurde dafür gestimmt, dass Cannabis den internationalen Regelungen zur Kontrolle unterliegen sollte.[55] Auch nach der zweiten Opiumkonferenz ratifizierte das Deutsche Reich die Konventionen nicht direkt. Dies hatte wirtschaftliche Gründe, da wie zuvor erwähnt aus dem Deutschen Reich viele Opiate exportiert wurden.[56] Somit wurde erst

---

[50] Vgl. Brockhaus [2006], S. 577.
[51] Vgl. Geyer/ Wurth [2008], S. 25.
[52] Vgl. Reichs-Gesetzblatt [1917], o. S.
[53] Vgl. Rath [2012], o. S.
[54] Vgl. Cremer-Schaeffer [2017], S. 26.
[55] Vgl. Holzer [2002], S. 111.
[56] Vgl. Holzer [2002], S. 127.

1929 das internationale Abkommen der zweiten Opiumkonferenz in deutsches Reichsrecht ratifiziert, indem das Opiumgesetz beschlossen wurde. Da bei der zweiten Opiumkonferenz Cannabis als Genussmittel verboten wurde, zu medizinischen Zwecken jedoch nicht, war Cannabis von nun an auch im Deutschen Reich als Genussmittel verboten.[57]

Bis Mitte der 1960er Jahre war die Drogenpolitik ein sehr kleiner politischer Bereich in Deutschland. Demnach gab es keine auffälligen Cannabiskonsumenten und eine geringe Anzahl an Verurteilten.[58] Der Stellenwert der Drogenpolitik änderte sich auf Grund von Übereinkommen der Vereinten Nationen über die einheitliche Suchtstoffkonvention (seit 1964 in Kraft) und der internationalen Entwicklung im Hinblick auf Cannabis. Die Presse löste in der Bevölkerung die Angst aus, dass Deutschland von einer „Drogenwelle" überrollt werden könnte, denn Cannabis galt in der zweiten Hälfte der 1960er Jahre als „Einstiegsdroge".[59] Somit wurde 1971 das Opiumgesetz reformiert.[60] Das Opiumgesetz, welches vor allem die verwaltungsmäßige Kontrolle der medizinischen Versorgung der Bevölkerung regelte, wurde durch das neue „Gesetz über den Verkehr mit Betäubungsmitteln" (Betäubungsmittelgesetz) abgelöst. Nach Vorstellungen des Gesetzgebers war es mit dem neuen Gesetz möglich, durch eine differenzierte Klassifizierung von Tatmerkmalen jeden Tätertypus einer Sanktionsstufe zuzuordnen. Für Cannabis hatte es nun die Folge, dass auch der medizinische Einsatz unterbunden wurde. Das „Gesetz über den Verkehr mit Betäubungsmitteln" trat schließlich am 10.01.1972 in Kraft.[61]

3.2 Status Quo (Cannabisgesetz)

Das Gesetz mit dem Titel „Gesetz zu Änderung betäubungsmittelrechtlicher und anderer Vorschriften", welches im Volksmund „Cannabisgesetz" genannt wird, wurde am 19.01.2017 vom deutschen Bundestag verabschiedet[62] und trat am 10.03.2017 in Kraft[63]. Schwerkranke Patienten haben von nun an die Möglichkeit, cannabisbasierte Arzneimittel als Therapiealternative zu verwenden.[64] Im Folgenden werden die einzelnen Änderungen durch dieses Gesetz beschrieben.

Cannabisblüten und Cannabisblütenextrakte sind von nun an in pharmazeutischer Qualität verschreibungsfähig geworden. Das bedeutet, dass jeder niedergelassene Arzt für jede Indikation Cannabisblüten und Cannabisblütenextrakte auf einem dafür

---

[57] Vgl. Holzer [2002], S. 129.
[58] Vgl. Quensel [1982], S. 77.
[59] Vgl. Brockhaus [2006], S. 577.
[60] Vgl. Cousto [2010], S. 5.
[61] Vgl. Ebd.
[62] Vgl. Deutscher Bundestag [2017b], o. S.
[63] Vgl. Bundesinstitut für Arzneimittel und Medizinprodukte [o. J.], o. S.
[64] Vgl. Deutscher Bundestag [2017c], S.1.

vorgesehenen Betäubungsmittelrezept verschreiben darf. Voraussetzung ist jedoch, dass sich Arzt und Patient mit der Behandlung des cannabisbasierten Arzneimittels einen Behandlungserfolg versprechen.[65] Der Patient muss für diese Art der Therapie nicht austherapiert sein. Auch die mögliche Höchstmenge zur Verschreibung wurde festgelegt. Diese liegt bei 100g Cannabisblüten binnen 30 Tagen. Jedoch ist der verschreibende Arzt nicht an eine Sorte gebunden und kann somit z.b. von der Sorte „Bedrocan" 50g (THC-Gehalt ca. 22%, CBD-Gehalt ca. 1%) und von der Sorte „Argyle" ebenfalls 50g (THC-Gehalt ca. 5,4%, CBD-Gehalt 7%) verschreiben.[66] Wird jedoch eine größere Menge als die der festgelegten Höchstmenge benötigt, so steht es dem Arzt zu, eine höhere Menge zu verschreiben indem er auf dem Betäubungsmittelrezept das Ausnahmekennzeichen „A" vermerkt. Die Kosten der Therapie können unter bestimmten Bedingungen von den Krankenkassen übernommen werden, sofern zu Beginn der Therapie eine Genehmigung der Krankenkassen bei einer Erstverschreibung zur Kostenübernahme vorliegt. Krankenkassen haben innerhalb von drei Wochen nach Antragseingang zu entscheiden, ob sie diesen annehmen oder ablehnen. Die Ablehnung muss allerdings begründet sein. Schalten die Krankenkassen jedoch einen Gutachter[67] ein, so verlängert sich der Zeitrahmen auf fünf Wochen. Im Falle eines Antrages aus der ambulanten Palliativversorgung muss binnen drei Tagen eine Rückmeldung vorliegen. Eine weitere Regelung, die durch das Gesetz festgelegt wurde, ist die Teilnahme des Arztes an einer nicht interventionellen Begleiterhebung, über die der Patient im Voraus informiert werden muss. Der Arzt ist verpflichtet, die von Bundesgesundheitsministerium festgelegten Daten an das BfArM weiterzureichen. Der Zeitraum der Begleiterhebung wurde dabei auf fünf Jahre festgelegt und erfüllt den Zweck, Daten zur Wirksamkeit und Sicherheit von Cannabis als Arzneimittel zu sammeln. Um den zukünftigen Bedarf an Cannabis in Deutschland decken zu können, wurde beim BfArM eine Cannabisagentur eingerichtet. Diese hat die Aufgabe, den Anbau von Cannabis in Deutschland zu steuern und zu kontrollieren. Bis zur Umsetzung des Anbaus in Deutschland wird der Bedarf durch Importe aus den Niederlanden und Kanada gedeckt werden müssen. Durch das Einheits-Übereinkommen von 1961 ist nicht nur die Einrichtung der Cannabisagentur verpflichtend, sondern auch der Aufkauf der gesamt produzierten Menge und die anschließende Verwendung für medizinische Zwecke.[68]

Im Folgenden werden die Änderungen der einzelnen Gesetzestexte dargestellt.

---

[65] Vgl. Grotenhermen/ Häußermann [2017], S. 5.
[66] Vgl. Grotenhermen/ Häußermann [2017], S. 41.
[67] In diesem Fall den Medizinischen Dienst der Krankenkassen.
[68] Vgl. Deutscher Bundestag [2017c], S. 1-20.

3.2.1 Betäubungsmittelgesetz

Ein Stoff wird in das BtMG aufgenommen, wenn man aus dem Stoff oder mit Hilfe dessen ein Betäubungsmittel herstellen kann, er abhängig macht oder nach einmaligen oder mehrmaligen Gebrauch irreversible Schäden erwarten lässt. Für ein besseres Verständnis wird vorab erläutert, wie das BtMG konzipiert ist.

Im BtMG ist verankert, welche Stoffe verboten sind. Da nicht alle Stoffe den gleichen Verboten unterliegen, werden die jeweiligen Betäubungsmittel in je eine der drei Anlagen kategorisiert. In Anlage I findet man Substanzen wieder, die nicht verkehrs- oder verschreibungsfähig sind, wie z.b. Heroin, LSD und Cannabis. In Anlage II sind Stoffe aufgelistet, die zwar verkehrsfähig sind, aber nicht verschreibungsfähig. Letztlich in Anlage III sind Betäubungsmittel aufgeführt, die sowohl verkehrs- als auch verschreibungsfähig sind. Das bedeutet, dass die aufgelisteten Stoffe dieser Anlage von einem Arzt mit einem dafür vorgesehenen Betäubungsmittelrezept verschrieben werden können. Für den allgemeinen Bürger sind sie ansonsten jedoch auf Grund von zu hoher Missbrauchsgefahr nicht zugänglich.[69]

Nachdem Anfang des Jahres 2017 das neue Gesetz in Kraft getreten ist, welches schwerkranken Patienten nun ermöglicht, Cannabis als Medikament zu verwenden, musste sich auch im BtMG etwas ändern. Die ausschlaggebendste Änderung war die Überführung von Cannabis (zu medizinischen Zwecken) von Anlage I zu Anlage III.[70] Es wurde darunter ausdrücklich gekennzeichnet, dass Cannabis „nur aus einem Anbau, der zu medizinischen Zwecken unter staatlicher Kontrolle gemäß den Artikeln 23 und 28 Absatz 1 des Einheits-Übereinkommens von 1961 über Suchtstoffe erfolgt, sowie in Zubereitungen, die als Fertigarzneimittel zugelassen sind"[71], verkehrs- und verschreibungsfähig ist. Dies bedeutet, dass Cannabis nicht ganz aus der Anlage I rausgenommen wurde und somit als Genussmittel immer noch verboten ist.

Der § 13 Abs.1 BtMG schreibt vor, dass ein Arzt Cannabis nur verschreiben darf, wenn die Anwendung begründet ist.[72] Außerdem ist durch die Überführung von Cannabis zu medizinischen Zwecken in die Anlage III der Erwerb in einer Apotheke durch Vorlage eines Betäubungsmittelrezeptes straffrei möglich.[73] Das Betäubungsmittelgesetz wurde zudem um § 19 Absatz 2a erweitert. In diesem ist festgelegt, dass das BfArM für die Kontrolle des Anbaus von medizinischem Cannabis zuständig ist.[74]

---

[69] Vgl. Anlage I-III Betäubungsmittelgesetz (BtMG).
[70] Vgl. Deutscher Bundestag [2017c], S. 8.
[71] Anlage III Betäubungsmittelgesetz (BtMG).
[72] Vgl. § 13 Abs. 1 Betäubungsmittelgesetz (BtMG).
[73] Vgl. § 4 Abs. 1 Nr. 3 Betäubungsmittelgesetz (BtMG).
[74] Vgl. § 19 Abs. 2a Betäubungsmittelgesetz (BtMG).

3.2.2 Sozialgesetzbuch V

Damit gesetzlich Versicherte eine Cannabistherapie zu Lasten der Krankenkassen wahrnehmen können, mussten auch Änderungen im Sozialgesetzbuch V vorgenommen werden. Dazu wurde § 31 SGB V um Absatz 6 ergänzt. Dieser gewährleistet den Versicherten einen Anspruch auf die Versorgung mit Cannabisblüten und Cannabisblütenextrakten in standardisierter Qualität. Ebenfalls wird die Versorgung mit Arzneimitteln, welche die Wirkstoffe Dronabinol und Nabilon enthalten, gewährleistet. Diese Versorgung, zu Lasten der gesetzlichen Krankenversicherung (GKV), darf demnach erfolgen, wenn die Standardtherapie der jeweiligen Erkrankung „nicht zur Verfügung steht oder"[75] nach Betrachtung der möglichen Nebenwirkungen und des aktuellen Krankheitszustandes durch den behandelnden Arzt, diese nicht angewendet werden kann.[76] Ausschlaggebend ist zudem, ob „eine nicht ganz entfernt liegende Aussicht auf spürbare positive Einwirkung auf den Krankheitsverlauf oder auf schwerwiegende Symptome besteht."[77] Der neue Absatz 6 des § 31 SGB V regelt außerdem, dass bis Ende März 2022 eine nichtinterventionelle Begleiterhebung durch das BfArM durchgeführt werden muss. Dabei müssen die verordnenden Ärzte die Daten an das BfArM weiterleiten und den Patienten darüber vor Beginn der Therapie mit cannabisbasierten Arzneimitteln informieren.[78] Die Begleiterhebung erfasst jedoch nur Daten von Patienten, deren Therapiekosten von der Krankenkasse erstattet werden. Außerdem werden keine Daten zur Begleitmedikation erfasst.[79]

4   Erstattungsfähigkeit

Dieses Kapitel dient zur Darstellung und Erläuterung der Erstattungsfähigkeit von medizinischem Cannabis. Vorerst wird die Situation vor dem Gesetzesbeschluss dargestellt. Weiter folgt die aktuelle Lage und zuletzt werden die bisher bekannten Kennzahlen der Krankenkassen erläutert.

4.1 Vor der Gesetzesänderung

Bevor das „Gesetz zu Änderung betäubungsmittelrechtlicher und anderer Vorschriften" 2017 in Kraft getreten ist, gab es für Patienten die Möglichkeit, eine Ausnahmeerlaubnis zur Anwendung von medizinischem Cannabis zu beantragen. Der Antrag einer Ausnahmeerlaubnis musste beim BfArM gestellt werden. Das BfArM konnte diese Erlaubnis nach § 3 Absatz 2 BtMG erteilten. Patienten hatten mit dieser Genehmigung die Möglichkeit Cannabis zur Anwendung im Rahmen einer medizinisch betreuten

---

[75] § 31 Abs. 6 Nr. 1a Sozialgesetzbuch V (SGB V).
[76] Vgl. § 31 Abs. 6 Sozialgesetzbuch V (SGB V).
[77] § 31 Abs. 6 Nr. 2 Sozialgesetzbuch V (SGB V).
[78] Vgl. § 31 Abs. 6 Sozialgesetzbuch V (SGB V).
[79] Vgl. Glaeske/ Sauer [2018], S. 29.

Selbsttherapie in der Apotheke zu erwerben.[80] Die Erstattung der Kosten durch die Krankenkassen ist damit jedoch nicht geregelt gewesen. Da Cannabis zu der Zeit unter die Anlage I des BtMG fiel, war es nicht verschreibungs- und verkehrsfähig und somit auch nicht erstattungsfähig, da die Krankenkassen in der Regel nur die Kosten für verschreibungsfähige Arzneimittel übernehmen.[81] Trotz dessen, dass bis zum 02.01.2017 mehr als 1000[82] solcher Ausnahmegenehmigungen erteilt worden sind, 57% für die Indikation Schmerz[83], konnten viele Patienten eine cannabisbasierte Arzneimitteltherapie nicht wahrnehmen. Grund dafür waren die zu hohen Kosten, welche der Patient selber tragen musste. Pro Gramm Cannabisblüten wurden und werden ca. 25 Euro berechnet.[84]

Damit einem Patienten eine Ausnahmegenehmigung für die Anwendung von Cannabisblüten, Cannabisextrakten oder auch zum Eigenanbau erteilt werden konnte, musste dieser einige Kriterien erfüllen. Demnach erhielt der Patient eine Erlaubnis, wenn keine Alternativtherapie zur Verfügung stand, Dronabinol nicht verfügbar oder wirksam war, es Hinweise darauf gab, dass Cannabis wirksam sei und keine Versagensgründe nach § 5 Abs. 1 BtMG vorlag.[85] Ausschlaggebend war außerdem die Befürwortung der Therapie durch den behandelnden Arzt.[86]

4.2 Status Quo

Wie zuvor in Kapitel 3.2.2 schon erwähnt, ist seit der Gesetzesänderung durch den angefügten § 31 Abs. 6 SGB V die Anwendung cannabisbasierter Arzneimittel zu Lasten der gesetzlichen Krankenkassen gewährleistet.[87]

Voraussetzung zur Erstattung der Kosten ist, dass eine allgemein anerkannte, dem medizinischem Standard entsprechende Therapie entweder nicht zur Verfügung steht, oder nach Einschätzung des Arztes die Nebenwirkungen der Standardtherapie dem Versicherten auf Grund seines Krankheitsstandes nicht zuzumuten sind. Bevor der Arzt jedoch ein cannabisbasiertes Arzneimittel verordnen darf, muss der Patient einen Antrag bei der Krankenkasse zur Kostenübernahme stellen.[88] Dazu müssen bestimmte Unterlagen eingereicht werden, wie z.B. ein vom Arzt ausgefüllter Fragebogen, eine Auflistung der bisher eingesetzten Arzneimittel sowie Heil- und Hilfsmittel, Angaben zu den bisherigen Arbeitsunfähigkeitszeiten und Krankenhausberichte.[89] Die jeweilige

---

[80] Vgl. Bundesinstitut für Arzneimittel und Medizinprodukte [o. J.], o. S.
[81] Vgl. Cremer-Schaeffer [2017], S. 75.
[82] Vgl. Bundesinstitut für Arzneimittel und Medizinprodukte [o. J.], o. S.
[83] Vgl. Glaeske/ Sauer [2018], S. 59.
[84] Vgl. Glaeske/ Sauer [2018], S.61.
[85] Vgl. Glaeske/ Sauer [2018], S. 59.
[86] Vgl. Grotenhermen [2014], S. 3.
[87] Vgl. § 31 Abs. 6 Sozialgesetzbuch V (SGB V).
[88] Vgl. Häußermann/ Grotenhermen/ Milz [2018], S. 8.
[89] Vgl. Barmer [o. J.], o. S.

gesetzliche Krankenkasse hat nach Eingang des Antrages drei Wochen Zeit um diesen zu bearbeiten. Wird jedoch der Medizinische Dienst der Krankenkassen (MDK), als Gutachter hinzugezogen, verlängert sich die Frist auf fünf Wochen. Der Versicherte muss über das Hinzuziehen des Gutachters informiert werden. Handelt es sich bei dem Versicherten jedoch um einen ambulanten Palliativpatienten, so liegt auf Grund der Dringlichkeit die Bearbeitungsfrist bei nur drei Tagen. Lehnt die Krankenkasse den Antrag des Versicherten ab, so muss diese Ablehnung begründet sein.[90] Die Krankenkassen dürfen die Wirtschaftlichkeit einer Cannabistherapie nach § 12 SGB V[91] dabei nicht außer Acht lassen. Auf Grund der mangelnden Evidenz ist jedoch eine Kosten-Nutzen-Bewertung kaum realisierbar. Deshalb werden vorerst nur die monatlichen Kosten einer cannabisbasierten Therapie betrachtet.[92]

4.2.1 Kennzahlen ein Jahr nach in Kraft treten

Etwas mehr als ein Jahr nach in Kraft treten des Gesetzes ist vergangen und bei den deutschen gesetzlichen Krankenkassen sind 16.000 Anträge, zur Kostenübernahme, eingegangen.[93] Im Durchschnitt wurden 63% der Anträge genehmigt. Dies verdeutlicht eine Grafik der drei größten deutschen Krankenkassen, von denen insgesamt 13.593 Anträge bearbeitet worden sind.[94]

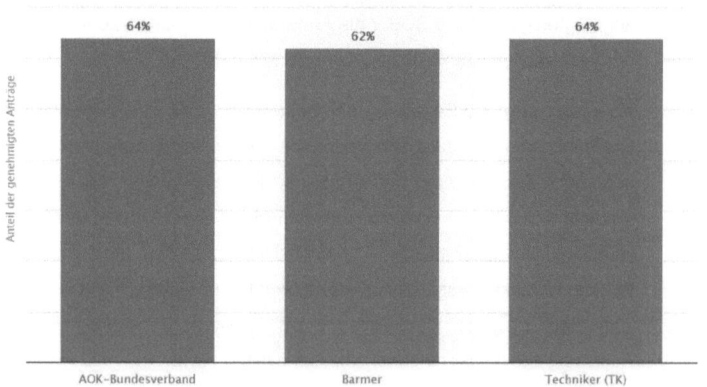

Abb. 1: Anteil der genehmigten Anträge für medizinisches Cannabis bei den größten gesetzlichen Krankenkassen in Deutschland von März bis Dezember 2017.
(Quelle: Statista [2018], o.S.)

---

[90] Vgl. § 31 Abs. 6 Sozialgesetzbuch V (SGB V).
[91] Vgl. § 12 Sozialgesetzbuch V (SGB V).
[92] Vgl. Glaeske/ Sauer [2018], S. 73.
[93] Vgl. Wohlers [2018], o. S.
[94] Vgl. Riedewald/ Koemm-Benson [2018], o. S.

Dr. Detlev Parow, welcher die DAK-Gesundheit beim 22. Eppendorfer Dialog in Hamburg vertrat, gab an, dass sie nur 30% der Anträge ablehnen würden. Sie reichen jedoch jeden Antrag an den MDK weiter.[95] Insgesamt sind es heute rund 13.000 Patienten, denen die Anwendung von cannabisbasierten Arzneimitteln zu Lasten der Krankenkassen ermöglicht wird.[96]

4.2.2 Kennzahlen der Techniker Krankenkasse

Die Techniker Krankenkasse (TK) veröffentlichte im Mai 2018 den Cannabis Report.[97] Da durch diesen Report erstmals eine Vielzahl von Daten nach der Gesetzesänderung veröffentlicht wurde, wird im Folgenden ein Überblick dieser Daten gegeben.

Der Erfassungszeitraum der Daten erstreckte sich von Juli 2017 bis Februar 2018. Während diesem Zeitraum gingen bei der TK 1.731 Anträge ein, von denen 67% genehmigt wurden.[98] Für die 1.731 Anträge sind während des Zeitraums der Erhebung 11.741 Verordnungen erfasst worden. Dafür fielen bisher Nettoausgaben in Höhe von ca. 4,2 Millionen Euro an.[99] Die größte Ärztegruppe, die Cannabis verordnet hat, sind mit 39,05% die Neurologen und Psychiater gefolgt von den Hausärzten mit 32,48%.[100] Da die Anwendung von Sativex® und Canemes® nur bei einem off-label-use[101] die Genehmigung der Krankenkassen benötigt, bezieht sich die prozentuale Angabe der beschiedenen Anträge nur auf Dronabinol und Cannabisblüten. Es wurden mehr Anträge für Dronabinol (68%) als für Cannabisblüten (32%) gestellt.[102] Im Hinblick auf die Indikation ist vor allem die Verteilung der genehmigten und abgelehnten Anträge interessant. Handelte es sich um Versicherte mit der Indikation finaler Tumorschmerz oder Spezialisierte Ambulante Palliative Versorgung (SAPV), so wurden die Anträge auf Erstattung einer Cannabistherapie zu 100% genehmigt.[103] Bei den Indikationen Tourette-Syndrom, Tumorleiden und Inappetenz bzw. Kachexie wurden rund dreiviertel der Anträge genehmigt. Auffällig sind die Indikationen Depression, Aufmerksamkeits-Defizit-Hyperaktivitäts-Störung (ADHS) und sonstige psychiatrische Diagnosen, da bei diesen Indikationen die höchste Ablehnungsrate vorliegt. Anträge mit der Indikation Depression wurden zu 66,67% abgelehnt. Die Indikationen ADHS und sonstige

---

[95] Vgl. Rausch [2018], o. S.
[96] Vgl. Riedewald/ Koemm-Benson [2018], o. S.
[97] Vgl. Glaeske/ Sauer [2018], S. 1.
[98] Vgl. Glaeske/ Sauer [2018], S. 61.
[99] Vgl. Glaeske/ Sauer [2018], S. 63.
[100] Vgl. Glaeske/ Sauer [2018], S. 69.
[101] Off-Label Use bezeichnet die Verordnung und Verwendung eines Fertigarzneimittels, welches außerhalb des durch die Arzneimittelbehörde zugelassen Gebrauchs angewendet wird.
[102] Vgl. Glaeske/ Sauer [2018], S. 64.
[103] Vgl. Glaeske/ Sauer [2018], S. 62.

psychiatrische Diagnosen wurden zu 67,86% abgelehnt.[104] Die folgende Abbildung stellt die Gründe für die Ablehnungen der Anträge auf Erstattung einer Cannabistherapie dar.

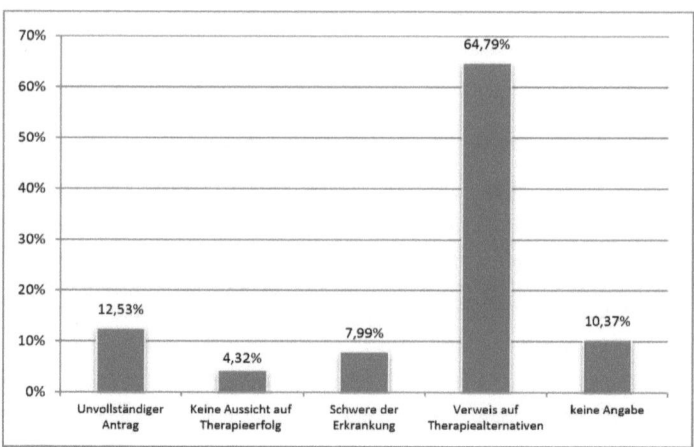

Abb. 2: Gründe für die Ablehnung der Anträge auf Erstattung einer Cannabistherapie in Prozent (Quelle: Glaeske/ Sauer [2018], S. 65.)

Der mit Abstand am häufigsten angegebene Grund für die Ablehnung eines Antrags war der Verweis auf eine Alternativtherapie (64,79%). Ein weiterer Grund für die Ablehnung war die Unvollständigkeit von 12,53% der Anträge. Die schwere der Erkrankung war zu 7,99% und keine Aussicht auf einen Therapieerfolg mit Cannabis war zu 4,32% der Grund. Bei 10,37% der abgelehnten Anträge wurde keine Angabe für den Grund der Ablehnung gemacht.[105] Dies erschließt sich jedoch nicht, da in § 31 Abs. 6 SGB V steht, dass der Antrag „[…] nur in begründeten Ausnahmefällen […]"[106] abgelehnt werden darf.

Im Folgenden wird auf die Verteilung der Verordnungen im Hinblick auf das Geschlecht, eingeteilt in Altersgruppen eingegangen. Den männlichen Versicherten der TK werden 53% der Verordnungen zugeordnet.[107] Frauen mit einem Alter von 50 bis 59 Jahren bekommen mit einem Anteil von ca. 37% am meisten Cannabis verordnet. Männer weisen einen Anteil von 24,08% in dieser Altersgruppe auf. Der Anteil der Männer in der jüngeren Altersgruppe (40-49 Jahre) ist mit 23,62% sehr ähnlich dem der älteren Altersgruppe. Bei den Altersgruppen <20 Jahre, 20 bis 29, 30 bis 39 und 40 bis 49 Jahre wurde Männern häufiger als Frauen Cannabis verordnet. Ab der Altersgruppe 50 bis 59 Jahren aufsteigend bis zu der Gruppe >89 Jahre, wurde Frauen prozentual gesehen häufiger Cannabis verordnet als Männern.[108]

---

[104] Vgl. Glaeske/ Sauer [2018], S. 62.
[105] Vgl. Glaeske/ Sauer [2018], S. 65.
[106] § 31 Abs. 6 Sozialgesetzbuch V (SBG V).
[107] Vgl. Glaeske/ Sauer [2018], S. 68.
[108] Vgl. Glaeske/ Sauer [2018], S. 68.

Zuletzt werden die einzelnen Bundesländer betrachtet. Dabei wurden die Verordnungen je 100.000 Einwohner dargestellt.

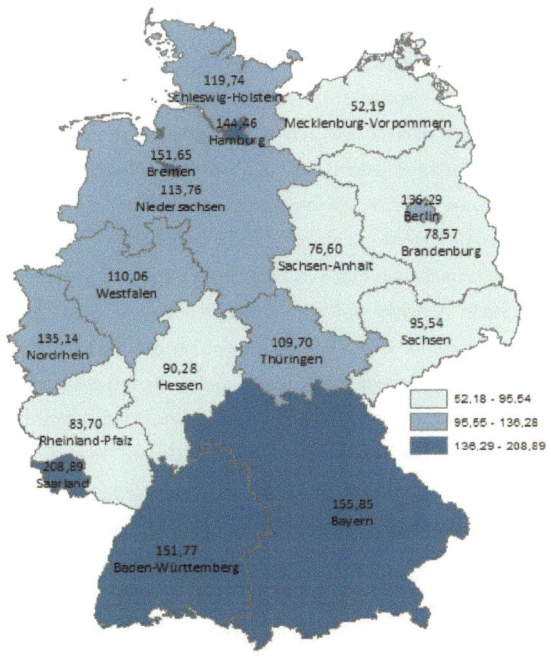

Abb. 3: Cannabisverordnungen nach Bundesländern je 100.000 Einwohner
(Quelle: Glaeske/ Sauer [2018], S. 69.)

Das Bundesland Saarland ist mit 208,89 Verordnungen je 100.000 Einwohnern absoluter Spitzenreiter. Die beiden deutschen Hansestädte Bremen und Hamburg weisen ebenfalls einen hohen Anteil an Verordnungen auf. Bremen mit 151,65 Verordnungen hat nur 0,12 bzw. 4,2 Verordnungen weniger als die Bundesländer Baden-Württemberg und Bayern. Mecklenburg-Vorpommern hat mit 52,19 am wenigsten Verordnungen je 100.000 Einwohner. Insgesamt wurden in den östlichen Bundesländern, ausgeschlossen Berlin, weniger Verordnungen vorgenommen als in den anderen Bundesländern.[109] Wodurch die besondere Verteilung der Verordnungen der einzelnen Bundesländer zustande kommt, lässt sich aus dem TK Report nicht erklären. Die Anzahl der Verordnungen im Saarland kann beispielsweise nicht dadurch erklärt werden, dass dort ein Großteil der TK versicherten wohnhaft ist.

---

[109] Vgl. Glaeske/ Sauer [2018], S. 69.

5   Fazit

Schon in der Einleitung wurde erwähnt, dass das Thema rund um medizinisches Cannabis sehr komplex ist, sodass sich diese Arbeit nur auf die aktuelle Rechtslage und die Erstattungsfähigkeit, durch die gesetzlichen Krankenkassen, bezieht.

Der Einsatz von Cannabis in der Medizin wurde im März 2017 durch die Gesetzesänderung ermöglicht. Dies bietet vielen Patienten bestimmter Krankheitsgruppen eine „neue" Therapiealternative. Neu ist die Anwendung von medizinischem Cannabis jedoch nicht, sie wird lediglich als „neu" bezeichnet, da bisher zu wenig klinische Studien mit medizinischem Cannabis durchgeführt wurden. Die Evidenz ist somit bisher nicht bzw. nicht ausreichend belegt, wodurch sich die schwammige Formulierung des § 31 Abs. 6 SGB V ergibt. Besteht „[...] eine nicht ganz entfernt liegende Aussicht auf eine spürbare Einwirkung auf den Krankheitsverlauf [...]"[110], dann haben Patienten einen Anspruch auf Versorgung mit medizinischem Cannabis. Der neu hinzugefügte Absatz durch den Gesetzgeber hilft sowohl den Kostenträgern, als auch den Leistungserbringen nur eingeschränkt in der praktischen Umsetzung weiter. Das ist wohlmöglich der Grund, weswegen der Großteil der Kostenträger die eingegangenen Anträge zur Erstattung einer cannabisbasierten Therapie an den MDK weiterreicht. Die Leistungserbringer sind hingegen vorsichtig bei der Verordnung, da auf Grund der mangelnden Evidenz keine Fachinformation zum medizinischen Cannabis vorliegt. Trotz der Einschränkungen für Leistungserbringer und Kostenträger sind seit in Kraft treten des Gesetzes eine Vielzahl von Anträgen bei den Krankenkassen eingegangen. Mehr als 60% der Anträge sind angenommen worden. Kritisch ist jedoch der Wert (TK) der abgelehnten Anträge, welche mit dem Grund „keine Angabe" begründet wurden, zu betrachten. Der Gesetzgeber formulierte ausdrücklich, dass nur in begründeten Fällen der Antrag abgelehnt werden darf. Die TK gibt leider in ihrem Cannabis-Report von Mai 2018[111] keine Aussage dazu, was alles unter dem Grund „keine Angabe" verstanden wird. Jedoch ist der Cannabis-Report der TK eine große Hilfestellung für diese Arbeit gewesen, denn es wurden durch diesen erstmals eine Vielzahl von Daten ein Jahr nach in Kraft treten des Gesetzes veröffentlicht.

Im Verlauf der nächsten Jahre wird der Einsatz von medizinischem Cannabis immer wieder im Fokus sein, da viele Fragen geklärt werden müssen, auch außerhalb des Themenbereiches dieser Arbeit. Eine weitere große Herausforderung stellt die Versorgung von Cannabisblüten durch die Apotheken dar. Die Lieferengpässe werden sich wahrscheinlich erst ausgeglichen sein, sobald die Erlaubnis besteht, dass

---

[110] § 31 Abs. 6 Nr. 2 Sozialgesetzbuch V (SGB V).
[111] Vgl. Glaeske/ Sauer [2018], S. 1.

medizinisches Cannabis in Deutschland angebaut werden darf. Dies ist jedoch ein weiteres Thema, wofür die Kapazitäten dieser Hausarbeit nicht gereicht haben.

IV Literaturverzeichnis

APO Orphan Pharmaceuticals AG [o. J.]
   Canemes®. Verfügbar unter:
   https://www.aoporphan.de/produkte/haematoonkologie/canemesr/kurzinfo.html
   (14.05.2018).

Backes, M. [2016]
   Cannabis als Medizin. Ein praktischer Leitfaden für den medizinischen Einsatz
   der Heilpflanze, Rottenburg 2016.

Barmer [o. J.]
   Cannabis auf Rezept. Welche Unterlagen werden berücksichtig, verfügbar unter:
   https://www.barmer.de/gesundheit/krankheit-behandlung/arztbesuch-
   behandlung/cannabis-auf-rezept-102968 (18.05.2018).

Bild [2017]
   Bundestag erlaubt Kiffen auf Rezept. Für Schwerkranke, verfügbar unter:
   https://www.bild.de/geld/wirtschaft/politik/politik-eilmeldung-cannabis-
   49854458.bild.html (15.05.2018).

Brockhaus [2006]
   Brockhaus. Enzyklopädie in 30 Bänden, Band 22, Rauschgifte, 21. Aufl., Leipzig
   2006.

Bundesinstitut für Arzneimittel und Medizinprodukte [o. J.]
   Cannabis als Medizin, verfügbar unter:
   https://www.bfarm.de/DE/Bundesopiumstelle/Cannabis/_node.html
   (15.05.2018).

Bundesministerium der Justiz und für Verbraucherschutz [o. J.]
   Gesetz über den Verkehr mit Betäubungsmitteln (Betäubungsmittelgesetz -
   BtMG) Anlage III (zu § 1 Abs. 1) verkehrsfähige und verschreibungsfähige
   Betäubungsmittel, verfügbar unter: https://www.gesetze-im-
   internet.de/btmg_1981/anlage_iii.html (14.05.2018).

Cousto, H. [2010]
   Daten und Fakten zum deutschen Betäubungsmittelgesetz (BtMG). Verfügbar
   unter: https://www.eve-rave.net/abfahrer/download/eve-rave/politics115.pdf
   (10.05.2018).

Cremer-Schaeffer, P. [2017]
   Cannabis. Was man weiß, was man wissen sollte, 2.Aufl., Stuttgart 2017.

Deutscher Bundestag [2017a]
   Stenografischer Bericht. 212. Sitzung, verfügbar unter:
   http://dip21.bundestag.de/dip21/btp/18/18212.pdf (12.05.2018).

Deutscher Bundestag [2017b]
   Bundestag lässt Cannabis-Arzneimittel für schwerkranke Patienten zu,
   verfügbar unter: https://www.bundestag.de/dokumente/textarchiv/2017/kw03-
   de-betaeubungsmittel/487044 (15.05.2018).

Deutscher Bundestag [2017c]
   Beschlussempfehlung und Bericht des Ausschusses für Gesundheit (14.
   Ausschuss). Drucksache 18/10902, verfügbar unter:
   http://dip21.bundestag.de/dip21/btd/18/109/1810902.pdf (15.05.2018).

Geyer, S./ Wurth, G. [2008]
Rauschzeichen. Cannabis: Alles, was man wissen muss, Köln 2008.

Glaeske, G./ Sauer, K. [2018]
Cannabis Report. Verfügbar unter:
https://www.tk.de/centaurus/servlet/contentblob/982396/Datei/88084/TK-
Studienband-Cannabis-Report-2018.pdf (20.05.2018).

Grotenhermen, F. [2014]
Anleitung zur Beantragung einer Ausnahmegenehmigung zur medizinischen
Verwendung von Cannabis bei der Bundesopiumstelle. Verfügbar unter:
http://www.cannabis-med.org/german/bfarm_hilfe.pdf (18.05.2018).

Grotenhermen, F./ Häußermann, K. [2017]
Cannabis. Verordnungshilfe für Ärzte, 2. Aufl., Stuttgart 2017.

Grotenhermen, F./ Reckendrees, B. [2017]
Die Behandlung mit Cannabis und THC. Medizinische Möglichkeiten, Rechtliche
Lage, Rezepte, Praxistipps, 7. Aufl., Solothurn 2017.

Häußermann, K./ Grotenhermen, F./ Milz, E. [2018]
Cannabis. Arbeitshilfe für die Apotheke, 2. Aufl., Stuttgart 2018.

Holzer, T. [2002]
Globalisierte Drogenpolitik. Die protestantische Ethik und die Geschichte des
Drogenverbots, Berlin 2002.

International Association for Cannabinoid Medicines [o. J.]
Einsatzgebiete. Verfügbar unter: http://cannabis-
med.org/index.php?tpl=page&id=21&lng=de&sid=e262374922d43f421d5b64e4
ebeb0e37 (19.06.2018).

Leafly [o. J.]
Leafly. Cannabinoide Arzneimittel, verfügbar unter:
https://www.leafly.de/cannabisglossar/cannabisarzneimittel/ (14.05.2018).

Quensel, S. [1982]
Drogenelend. Cannabis, Heroin, Methadon: für eine neue Drogenpolitik,
Frankfurt 1982.

Rath, M. [2012]
Hundert Jahre War on Drugs. Verfügbar unter:
https://www.lto.de/recht/feuilleton/f/opiumkonferenz-im-januar-1912-hundert-
jahre-war-on-drugs/ (14.05.2018).

Rausch, R. [2018]
Cannabis: Das könnte die Krankenkasse überzeugen. Verfügbar unter:
https://www.deutsche-apotheker-zeitung.de/news/artikel/2018/04/16/das-
koennte-die-krankenkasse-ueberzeugen (18.05.2018).

Reichs - Gesetzblatt [1917]
Verordnung, betreffend den Handel von Opium und anderen
Betäubungsmitteln. Bonn, 22.03.1917, verfügbar unter:
https://upload.wikimedia.org/wikipedia/commons/4/4f/Deutsches_Reichsgesetz
blatt_1917_055_0256.png (30.05.2018).

Riedewald, G. [2018]
    22. Eppendorfer Dialog: Cannabisgesetz im Visier. Verfügbar unter:
    https://www.leafly.de/eppendorfer-dialog-cannabisgesetz/ (12.05.2018).

Riedewald, G./ Koemm-Benson, S. [2018]
    1 Jahr Cannabisgesetz – die große Leafly.de Bilanz. Verfügbar unter:
    https://www.leafly.de/1-jahr-cannabisgesetz-leafly-de-bilanz/ (18.05.2018).

Russo, E. [2014]
    The Pharmacological History of Cannabis. Verfügbar unter:
    https://www.researchgate.net/publication/312414874_The_pharmacological_his
    tory_of_cannabis (18.05.2018).

Statista [2018]
    Anteil der genehmigten Anträge für medizinisches Cannabis bei den größten
    gesetzlichen Krankenkassen in Deutschland von März bis Dezember 2017.
    Verfügbar unter:
    https://de.statista.com/statistik/daten/studie/795665/umfrage/genehmigte-
    antraege-fuer-medizinisches-cannabis-bei-deutschen-krankenkassen/
    (18.05.2018).

Süddeutsche Zeitung [2017]
    Bundestag gibt Cannabis als Medizin auf Rezept frei. Verfügbar unter:
    http://www.sueddeutsche.de/news/politik/bundestag-bundestag-gibt-cannabis-
    als-medizin-auf-rezept-frei-dpa.urn-newsml-dpa-com-20090101-170119-99-
    934518 (12.05.2018).

The Plant List [o. J.]
    The Plant List. Cannabis, verfügbar unter:
    http://www.theplantlist.org/tpl1.1/search?q=cannabis (24.04.2018).

Wohlers, K. [2018]
    Verordnung: Was ist zu beachten? (7/7). Verfügbar unter:
    https://www.tk.de/techniker/service/gesundheit-und-medizin/behandlungen-und-
    medizin/cannabis-verordnung-was-beachten-2032620 (18.05.2018).

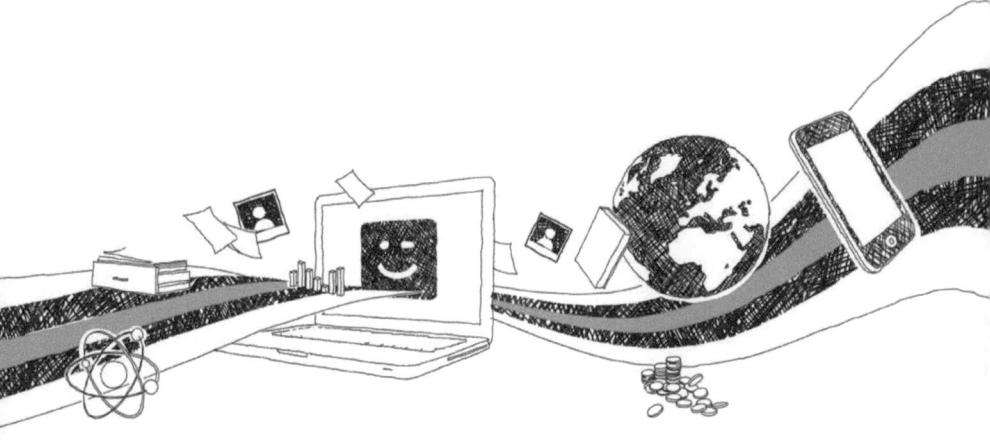
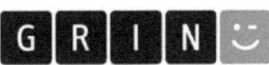